Bibliografische Information der Deutschen Nationalbibliothek:

Die Deutsche Bibliothek verzeichnet diese Publikation in der Deutschen National-
bibliografie; detaillierte bibliografische Daten sind im Internet über http://dnb.d-
nb.de/ abrufbar.

Impressum:

Copyright © 2009 GRIN Verlag
Druck und Bindung: Books on Demand GmbH, Norderstedt Germany
ISBN: 9783640620968

Dieses Buch bei GRIN:

https://www.grin.com/document/150855

Torsten Sauer

Ethik und Recht im Gesundheitswesen

GRIN Verlag

Hochschule Magdeburg-Stendal (FH)
Fernstudiengang
Angewandte Gesundheitswissenschaften

Hausarbeit zum Modul:

Ethik und Recht im Gesundheitswesen

Thema:

Fallbeispiel 3

Die Adipositas stellt mit einem Anteil von 25 % der US-Bevölkerung und einer sich dieser Zahl annähernden hohen Prävalenz in Deutschland, insbesondere in der heranwachsenden Generation, ein gesundheitspolitisches Problem dar. Mit der Diagnose Adipositas gehen ein erhöhtes Risiko für Diabetes mellitus, Hypertonus, Herzinfarkt, Schlaganfall und anderen Erkrankungen einher. Eine frühe Behandlung der Adipositas wird häufig durch die Ablehnung der Kostenübernahme einer ambulanten Behandlung und Schulung durch die Krankenkassen verhindert.

Formulieren Sie bitte eine Handlungsempfehlung unter besonderer Berücksichtigung der durch mögliche Folgeerkrankungen verursachten Kosten (Verhältnis zwischen den eingesetzten Ressourcen und den damit zu erzielenden Gesundheitseffekten).

Gutachter:

Eingereicht von: Torsten Sauer

Inhaltsverzeichnis

Inhaltsverzeichnis   I

Einleitung   1

1. Begriffsdefinition   1

1.2 Epidemiologie und Prävalenz in Deutschland   2

1.3 Ursachen der Adipositas   3

    1.3.1 Genetische Faktoren   3

    1.3.2 Soziale Faktoren   4

    1.3.3 Umweltfaktoren   4

    1.3.4 Psychische Faktoren   4

2. Therapie und Prävention   5

    2.1 Therapie- und Behandlungsmöglichkeiten   5

    2.2 Prävention   6

3. Folgen der Adipositas   6

    3.1 Begleit- und Folgeerkrankungen   6

    3.2 Ökonomische Folgen   6

4. Adipositasprävention und Ethik   7

5. Fazit   8

Literaturverzecihnis   II

Einleitung

Die Adipositas nimmt weltweit in ihrer Häufigkeit dramatisch zu und stellt die Medizin und das Gesundheitssystem auch in Deutschland vor neue Herausforderungen. Da Adipositas als Risikofaktor für eine Vielzahl von Folgeerkrankungen wie Diabetes mellitus-Typ 2 oder Bluthochdruck verantwortlich ist, wird sie als ein neues Public-Health-Problem eingestuft. Ziel dieser Arbeit ist es daher, eine Handlungsempfehlung unter besonderer Berücksichtigung der durch mögliche Folgeerkrankungen verursachten Kosten zu erstellen. Zunächst erfolgt im ersten Kapitel eine Begriffsdefinition der Adipositas, ein Überblick über die aktuelle epidemiologische Lage weltweit und über die Prävalenz in Deutschland. Das Ende dieses Kapitels bilden die Ursachen der Fettleibigkeit. Das Kapitel 2 beschreibt Therapie- und Behandlungsmöglichkeiten und mögliche Ansätze der Prävention. Die medizinischen und ökonomischen Folgen der Adipositas werden im dritten Kapitel aufgezeigt. Zum Abschluss dieser Arbeit wird die Adipositasprävention unter ethischen Gesichtspunkten reflektiert.

1 Begriffsdefinition

Unter den Bezeichnungen Fettsucht oder Fettleibigkeit versteht man im Allgemeinen die Adipositas. Hierbei kommt es zu einem Missverhältnis zwischen aufgenommener und verbrauchter Energie, welches zu einem erhöhten Körpergewicht in Relation zur Körpergröße führt (Health Technology Assessment 2009, S. 12). Bei Übergewicht, also die Vermehrung des Körperfettanteils über den Normwert in Folge eines erhöhten Körpergewichts, handelt es sich zunächst noch nicht um eine Krankheit. Erst wenn ein bestimmtes Maß überschritten wird, redet man von Adipositas und es wird als Krankheit bezeichnet. (Robert-Koch-Institut 2005, S. 7). Laut der Arbeitsgemeinschaft Adipositas im Kindes- und Jugendalter (AGA) liegt eine Adipositas vor, wenn der Körperfettanteil an der Gesamtkörpermasse pathologisch erhöht ist (Arbeitsgemeinschaft Adipositas im Kindes- und Jugendalter 2009, S. 15). Für die Bestimmung von Adipositas wird nach den Empfehlungen der Weltgesundheitsorganisation (WHO) bei Erwachsenen der Body Mass Index (BMI = Körpergewicht / Körpergröße^2 kg/m^2) verwendet. Demnach leidet eine Person mit einem BMI von 25,0-29,9 (kg/m^2) an Übergewicht und ab einem Wert von 30,0 (kg/m^2) ist sie adipös (Health Technology Assessment 2009, S. 12). Die nachfolgende Klassifizierungstabelle der WHO wird zur Bestimmung des Ausmaßes des Übergewichts bzw. der Adipositas herangezogen.

Bezeichnung	BMI (kg/m²)
Normalgewicht	18,5–24,9
Übergewicht	25,0–29,9
Adipositas Grad I	30,0–34,9
Adipositas Grad II	35,0–39,9
extreme Adipositas Grad III	≥ 40

Quelle: Robert-Koch-Institut 2005, S. 8

Für Kinder und Jugendliche kann nach den Empfehlungen sowohl der Childhood Group der International Obesity Task Force (IOTF) als auch von der European Childhood Obesity Group (ECOG), ebenfalls der Body Mass Index (BMI) zur Bestimmung von Übergewicht und Adipositas angewandt werden. Allerdings wird der BMI im Kindes- und Jugendalter entsprechend den physiologischen Änderungen der prozentualen Körperfettmasse von deutlichen alters- und geschlechtsspezifischen Besonderheiten beeinflusst. Von daher muss bei seiner Beurteilung das jeweilige Alter und Geschlecht einbezogen werden (Arbeitsgemeinschaft Adipositas im Kindes- und Jugendalter 2009, S. 15). Anhand bevölkerungsspezifischer Referenzwerte in Form von alters- und geschlechtsspezifischen Perzentilen (prozentuale Anteile der Altersgruppe mit einem BMI unterhalb des entsprechenden Wertes) können die individuellen BMI-Werte für das Kindes- und Jugendalter eingeschätzt werden (Robert-Koch-Institut 2005, S. 8). Derartige BMI-Perzentile wurden für Kinder und Jugendliche erstellt und deren Benutzung zur Feststellung von Übergewicht und Adipositas empfohlen. Das 90. Perzentil o. g. Referenzwerte gilt als Grenzwert zur Definition von Übergewicht und ab dem 97. Perzentil liegt eine Adipositas vor (Health Technology Assessment 2009, S. 12).

1.2 Epidemiologie und Prävalenz in Deutschland

Die Weltgesundheitsorganisation (WHO) spricht aufgrund der weltweit steigenden Zahlen von Übergewicht und Adipositas in allen Altersklassen schon von einer Adipositasepidemie. In Zahlen ausgedrückt bedeutet das, im Jahr 2005 waren weltweit bereits 1,6 Milliarden Menschen über 15 Jahre übergewichtig und mehr als 400 Millionen galten als adipös. Laut Schätzungen der WHO zu Folge werden im Jahr 2015 etwa 700 Millionen Menschen an Adipositas leiden. Europa hat, wie der Weltgesundheitsbericht von 2002 verdeutlicht, mit knapp 26,5 kg/m² einen der höchsten durchschnittlichen BMI-Werte unter den Regionen der WHO (Health Technology Assessment 2009, S. 14). Bei Datenerhebungen der WHO aus den Jahren 2001-2007 lag die Prävalenzrate von Übergewicht bei Männern zwischen 32 % und 79 % und bei Frauen zwischen 28 % und 78 %. Bei der Adipositas wurde eine Prävalenzrate von 5-23 % bei Männern und 7-36 % bei Frauen festgestellt (Weltgesundheitsorganisation 2007, S. 2).

Auch in der deutschen erwachsenen Bevölkerung ist Übergewicht weit verbreitet. Lediglich ein Drittel der männlichen Bevölkerung gilt als normalgewichtig. Bei Frauen ist es etwas weniger als die Hälfte. Etwa 20 % der Bevölkerung sind als adipös zu bezeichnen und über die Hälfte sind übergewichtig. Übergewicht ist bei Männern in allen Altersklassen stärker vertreten als bei Frauen (Robert-Koch-Institut 2005, S. 9). Im internationalen Vergleich belegt Deutschland bei der Prävalenz für Übergewicht und Adipositas einen Platz im Mittelfeld, mit steigender Tendenz. Dementsprechend stieg die Prävalenz der Adipositas zwischen 1985 und 2002 bei Männern von 16,2 % auf 22,5 % und bei Frauen von 16,8 % auf 23,5 % an. Ähnlich sieht die Entwicklung bei Kindern und Jugendlichen aus. Unter den Zwei- bis Fünfjährigen stieg die Prävalenz von Übergewicht von 5 % auf 13,9 % an und bei den Sechs- bis Elfjährigen sogar auf 18,8 % (Health Technology Assessment 2009, S. 15). Nach den Ergebnissen der ersten KIGGS-Studie[1] (2003-2006) sind insgesamt 15 % der Kinder und Jugendlichen von 3-17 Jahren übergewichtig und 6,3 % leiden an Adipositas. Bei den Drei- Sechsjährigen sind 9 % übergewichtig und 2,9 % bereits adipös. 15 % der 7 bis 10-Jährigen haben Übergewicht und bei 6,4 % dieser Altersklasse besteht eine Adipositas. Noch kritischer sieht die Entwicklung bei den Jugendlichen (14-17 Jahre) in Deutschland aus. Hier hat sich der Anteil übergewichtiger Jugendlicher mit 17 % fast verdoppelt. Der Anteil adipöser Jugendlicher hat sich verdreifacht (8,5 %). Vergleicht man die Referenzwerte aus den Jahren 1985 bis 1990 mit den Ergebnissen der KIGGS-Studie, so hat sich die Anzahl der übergewichtigen Kinder und Jugendlichen (Adipöse eingeschlossen) um 50 % erhöht (Robert-Koch-Institut 2007, S. 737).

1.3 Ursachen der Adipositas

1.3.1 Genetische Faktoren

In Familien zeigt sich vermehrt ein gehäuftes Auftreten der Adipositas. Aus der Familien-, Adoptions- und Zwillingsforschung wissen wir heute, dass das Gewicht von Adoptivkindern wesentlich enger mit dem der biologischen Eltern und Geschwister korreliert, als mit dem der Adoptiveltern (Health Technology Assessment 2009, S. 16). Verschiedene Zwillingsstudien belegen, dass 60-80 % der BMI-Varianz genetisch bedingt sind (Robert-Koch-Institut 2005, S. 12). Eine Studie von Jacobson et al. kam zu dem Ergebnis, dass bei Kindern, die bei ihren leiblichen Eltern aufwachsen, eine Assoziation zwischen ihrem Body Mass Index und dem ihrer Eltern besteht. Des Weiteren steigt die Wahrscheinlichkeit einer Adipositas bei Kindern um 20,1 %, wenn beide Eltern ebenfalls adipös sind. Sind beide Elternteile normalgewichtig,

---

[1] KIGGS-Studie: Studie zur Gesundheit von Kindern und Jugendlichen in Deutschland des Robert-Koch-Institutes (KIGGS 2009).

liegt das Risiko einer kindlichen Adipositas nur bei 1,4 % (Health Technology Assessment 2009, S. 16).

1.3.2 Soziale Faktoren

Spätestens seit den 60er Jahren ist das Schlanksein und Schlankwerden für Männer und Frauen zu einer gesellschaftlichen Norm geworden. Während die Werbeindustrie den Idealkörper immer schlanker darstellt, hat sich das Ansehen „der Dicken" in der Vergangenheit stark verändert. Heutzutage assoziiert man mit dem Dicksein die Begriffe Faulheit, Dummheit und Willensschwäche, wodurch das Selbstwertgefühl der Betroffenen nachhaltig beeinflusst wird (Robert-Koch-Institut 2005, S. 14). Bei Männern und Frauen aus den unteren sozialen Schichten ist der Anteil der Menschen mit Übergewicht und Adipositas größer als bei den oberen Sozialschichten. Hierfür sind ein schlechterer Bildungsstatus, weniger finanzielle Mittel, kulturelle Unterschiede in der Essenskultur und zumindest in den Industrieländern, ein unbegrenztes Angebot an Nahrungsmitteln verantwortlich (Health Technology Assessment 2009, S. 16).

1.3.3 Umweltfaktoren

In Zeiten einer wachsenden Fast-Food-Industrie können Sättigungsgefühle, die immer zeitlich verzögert auftreten, aufgrund des schnellen und hastigen Verzehrs meist kalorienreicher Nahrungsmittel, nicht rechtzeitig erkannt werden. Durch die zunehmende Automatisierung von Arbeitsplätzen und eine fast bewegungslose Freizeitgestaltung wird die aufgenommene Energie nicht ausreichend verbraucht. So konnte beispielsweise schon bei Kindern ein Zusammenhang zwischen dem Ausmaß der Adipositas und der Dauer des Fernsehens nachgewiesen werden (Robert-Koch-Institut 2005, S. 14).

1.3.4 Psychische Faktoren

Durch bestimmte Verhaltensmuster kann das Gewicht ebenfalls beeinflusst werden. Menschen, die an Übergewicht leiden und abnehmen wollen, neigen dazu Mahlzeiten ausfallen zu lassen bzw. nicht zu essen bei Hunger, zu Fasten und zu Gewichtskontrollmaßnahmen mit Laxantien[2] oder Appetitzüglern. Wodurch die Sensibilität für Appetit- und Hungergefühle gestört werden kann und der Körper z. B. bei einseitigen Diäten mit Heißhungerattacken reagiert (Robert-Koch-Institut 2005, S. 14). Viele Adipöse zeigen zudem ein unkontrolliertes Essverhalten. Dies führt bei ca. 5 % der Betroffenen zur sogenannten Binge Eating Disorder (BED). Bei dieser Krankheit kommt es zu Essanfällen mit übermäßiger Nahrungsaufnahme.

---

[2] Laxantien sind Arzneimittel, die die Stuhlentleerung beschleunigen. Sie werden gegen Obstipation (Verstopfung), nicht aber bei vorliegendem Ileus (Darmverschluss) eingesetzt (Wikipedia 2009).

Die Folgen sind psychische und physische Gesundheitsprobleme und eine Beeinträchtigung der Hunger-Sättigungs-Kontrolle (Health Technology Assessment 2009, S. 17).

2 Therapie und Prävention

2.1 Therapie- und Behandlungsmöglichkeiten

Für eine mögliche Therapie des Übergewichts sind das Ausmaß des Übergewichts und das Vorliegen übergewichtsbedingter Erkrankungen entscheidend. Demzufolge wird bei Übergewichtigen mit einem BMI zwischen 25-30 ohne Vorhandensein einer übergewichtsbedingten somatischen und oder psychischer Erkrankung eine Gewichtsreduktion nicht empfohlen. Eine weitere Gewichtszunahme sollte jedoch vermieden werden. Dagegen ist eine Therapie bei Übergewicht und gleichzeitiger übergewichtsbedingter Erkrankung und oder abdominalem Fettverteilungsmuster und oder Erkrankung, die durch Übergewicht verschlimmert werden oder bei erheblichem psychosozialem Leidensdruck indiziert. Die Therapie sollte eine langfristige Änderung der Bewegungs- und Ernährungsgewohnheiten beinhalten. Liegt bereits eine Adipositas vor, wird eine langfristig ausgelegte Therapie dringend empfohlen. Zur Unterstützung der Gewichtsabnahme kann eine zeitweilige medikamentöse Behandlung oder bei dem Adipositas Grad III eine operativer Eingriff zum Einsatz kommen (Robert-Koch-Institut 2005, S. 18). Die Therapie der Adipositas sollte in jeder Altersgruppe eine Kombination aus Ernährungs-, Bewegungs- und Verhaltenstherapie sein. Die Ergebnisse aus Langzeitstudien zeigen, dass die Kombination verschiedener Maßnahmen im Gegensatz zu isolierten Therapien bei der Mehrheit der Patienten (6-17 Jahre, 95. bis >99. BMI-Perzentil) zu einer Reduzierung des Übergewichts führt und ein langfristiger Erfolg, im Sinne einer Körperfettreduktion, einer verbesserten körperlichen Aktivität und Fitness erzielt wird. Bei der Adipositasbehandlung im Kindesalter führt die Einbeziehung der Familie in der Altersgruppe der 10-14 Jährigen zu einer signifikant günstigeren Entwicklung des Übergewichts. Zusätzlich bestehen geschlechtsspezifische Unterschiede bei der Gewichtsreduzierung (Arbeitsgemeinschaft Adipositas im Kindes- und Jugendalter 2009, S. 24f). Grundsätzlich zielt die Therapie auf eine langfristige Gewichtsreduktion, die Senkung der Komorbidität, die Verbesserung des aktuellen Ernährungs- und Bewegungsverhaltens, das Vermeiden von unerwünschten Therapieeffekten sowie die Förderung einer „normalen" körperlichen, psychischen und sozialen Entwicklung ab. Problematisch ist die Tatsache, dass die eingesetzten Therapiemaßnahmen bislang wenig evaluiert sind, nicht flächendeckend angeboten werden und nur teilweise von den Krankenkassen finanziert werden (Health Technology Assessment 2009, S. 20; Robert-Koch-Institut 2005, S. 21).

2.2 Prävention

Bei der Prävention wird in Abhängigkeit vom Zeitpunkt der Intervention in primäre, sekundä-
re und tertiäre Prävention unterschieden. In der Adipositasprävention beinhaltet die primäre
Prävention die Anleitung zu einer ausgewogenen Ernährung und zu sinnvollem Bewegungs-
und Freizeitverhalten in Kombination mit einem positiven Körperbild. Das frühzeitige Erken-
nen übergewichtiger Kinder und eine gezielte Beratung und Unterstützung bei der Verhaltensänderung sind Bestandteil der sekundären Prävention. Im Erwachsenenalter wird versucht
das Gewicht im Normal- bis Übergewichtsbereich zu halten, wenn keine androide Fettvertei-
lung vorliegt. Die tertiäre Prävention verfolgt bei dem Vorliegen einer Adipositas dagegen das
Ziel, das Gewicht zu reduzieren, um Folgeerkrankungen zu vermeiden. Des Weiteren werden
im Anschluss an erfolgte und erfolgreiche Therapien zur Verhinderung und Begrenzung von
Rückfällen, dauerhafte unterstützende Angebote bereitgestellt (Robert-Koch-Institut 2005, S.
22).

3 Folgen der Adipositas

3.1 Begleit- und Folgeerkrankungen

Eine bereits im Kindes- und Jugendalter erworbene Adipositas erhöht die Morbidität und
Mortalität um ein Vielfaches mehr, als Übergewicht, das erst im Erwachsenenalter auftritt
(Wolfenstetter 2006, S. 600). Häufig leidet ein adipöser Mensch bereits unter Kurzatmigkeit,
Müdigkeit, starkem Schwitzen sowie Rücken- und Gelenkschmerzen. Bereits im Kindes- und
Jugendalter ist die Fettleibigkeit mit einer Vielzahl von Folgeerkrankungen verknüpft. Zu den
häufigsten und wichtigsten Folgeerkrankungen zählen Bluthochdruck, Koronare Herzkrank-
heiten, Herzinsuffizienz, Typ 2-Diabetes, Fettstoffwechselstörungen, Schlaganfall, Krebser-
krankungen, Orthopädische Komplikationen sowie Psychische und Psychosoziale Erkrankun-
gen bzw. Folgen. Heutzutage geht man von einer kausalen Bedeutung der Adipositas für die
Entwicklung dieser Krankheiten aus (Robert-Koch-Institut 2005, S. 15f). Mit dem Alter,
Ausmaß und Dauer des Übergewichts sowie zunehmenden BMI steigt das Risiko für eine
Folge- und Begleiterkrankung (Health Technology Assessment 2009, S. 18).

3.2 Ökonomische Folgen

Aufgrund erhöhter Arztkosten, Produktivitätsverlusten wegen krankheitsbedingter Fehlzeiten
und vorzeitigen Tod entstehen ökonomische Belastungen für die gesamte Gesellschaft in Folge von Übergewicht und Adipositas. In Zukunft wird ein Großteil der derzeitigen übergewichtigen und adipösen Kinder und Jugendliche im Erwachsenenalter, durch die auftretenden
Komorbiditäten zu erheblichen Zusatzkosten führen (Health Technology Assessment 2009, S.
19). Im weiteren Verlauf werden die Krankheitskosten der Adipositas und ihrer Komorbidität

Diabetes mellitus Typ-2 (DMT2) bei Kindern und Jugendlichen beschrieben. Diese Kosten werden in direkte Kosten (z. B. stationäre und ambulante Versorgung, Medikamente usw.) und indirekte Kosten (krankheitsbedingte Arbeitsunfähigkeit und Minderung der Erwerbsfähigkeit) aufgegliedert. Im Jahr 2003 beliefen sich die Kosten für die stationäre Behandlung von adipösen Kindern und Jugendlichen auf ca. 3,6 Millionen € und auf ca. 1,3 Millionen € für den stationären Aufenthalt von Typ-2-Diabetikern. Für die stationäre Rehabilitation entstanden im selben Jahr Kosten von max. 42 Millionen €. Im ambulanten Bereich ermittelte Wolfenstetter (2006) anhand der Kosten für drei deutsche ambulante Therapieprogramme für übergewichtige Kinder, monetäre Kosten zwischen 1.020 und 1.800 € pro Patient und Jahr. Im Durchschnitt betrugen die gesamten Kosten der Gesetzlichen Krankenversicherung 3,9 Millionen € für die ambulanten Therapieprogramme, bei einer Teilnahme von 2.771 übergewichtigen Kindern und Jugendlichen. Die Ermittlung der indirekten Kosten der Adipositas und der Folgeerkrankung DMT2 bei Kindern und Jugendlichen ist erschwert, weil diese Bevölkerungsgruppe noch nicht im Berufsleben steht oder sich mitten in ihrer Ausbildung befindet. Dennoch kann es hier zu Produktivitätsausfällen kommen, infolge der Belastung durch Pflege- und Betreuungstätigkeiten für Eltern betroffener Kinder oder Jugendlicher. Empirische Belege liegen hierzu bislang nicht vor. Wolfenstetter (2006) schätzt die Kosten für das Gesundheitssystem, die durch Adipositas im Jahr 2020 entstehen, nach eigenen Berechnungen zwischen 4,2 und 6,4 Millionen €. Für die Behandlung des adipositasbasierten DMT2 (ohne Kosten der Folgeerkrankungen des Diabetes) liegen die Kosten pro Jahr bei 11,4 bis zu 17,3 Millionen € (Wolfenstetter 2006, S. 606ff).

4 Adipositasprävention und Ethik

Die Adipositas stellt nicht nur Medizin, Gesundheitswesen und Gesundheitspolitik vor immense Herausforderungen, sondern wirft auch eine Fülle an ethischen Fragen auf. Ein Grund dafür ist die Diskrepanz von Notwendigkeit und Verfügbarkeit erfolgreicher Präventionsmaßnahmen. Bisher ist es nicht gelungen effiziente Präventionskonzepte zu erstellen, die zu einer Senkung der Inzidenzraten führen. Im Allgemeinen behandeln ethische Fragen im Zusammenhang mit der Adipositasprävention die Verhältnismäßigkeit einer beschränkten individuellen Freiheit für den angezielten Gesamtnutzen und konkret Fragen der individuellen, politischen und sozialen Verantwortung im Kontext genetischer Befunde. In Fragen der Verantwortung wird grundsätzlich der retrospektive Blick auf die Verursachungsverantwortung von dem prospektiven Blickwinkel auf die Veränderungsverantwortung differenziert. Aufgrund der ätiologischen Komplexität der Adipositas, besonders im Hinblick auf genetische Prädispositionen, ist der Einfluss der Individuen auf die Regulation ihres Körpergewichtes begrenzt und demnach eine Verantwortungszuschreibung zu hinterfragen. Durch diese Entlastung des Einzelnen, ergeben sich neue Verantwortlichkeiten für Gesellschaft und Gesundheitspolitik. Umgekehrt werden genetische Suszeptibilitäten nicht ohne ein entsprechendes Verhalten generiert. Somit ist das Auftreten von Übergewicht und Adipositas meistens kein unausweichliches Verhängnis und durch individuelle Beratungs- und Betreuungsangebote zumindest im Ausmaß begrenzbar. Sowohl die Public Health- als auch die Medizinethik steht im Spannungsverhältnis von Autonomierespekt versus Nutzen für die Gesundheit des einzelnen oder der Bevölkerung und wirft zugleich die Frage nach der Eigenverantwortlichkeit auf. Eine ethische Reflexion muss die Erkenntnisse aus der genetischen, psychologischen und sozialwissenschaftlichen Forschung so mit dem individuellen Verhalten zusammensehen, dass die Eigenverantwortung als sachliches und normativ relevantes Gut geachtet und dabei nicht überfordert wird. Die Prävention, die letztlich eine Modifikation des individuellen Verhaltens zum Ziel hat, darf dabei das Individuum nicht überfordern und es gleichzeitig in die Verantwortung für den Erhalt und die Förderung der Gesundheit mit einbeziehen. Um eine dauerhafte Verhaltensänderung zu sichern, darf Prävention die Bevölkerung bzw. bestimmte Bevölkerungsgruppen nicht direkt auf die individuelle Eigenverantwortung hin ansprechen, sondern sie muss sich bereits im Vorfeld auf die allgemeine und gesundheitsbezogene Entscheidungs- und Handlungskompetenz konzentrieren. Als ethisches Leitprinzip für die Adipositasprävention kann die Befähigung zur eigenverantwortlichen Lebensführung dienen (Ried 2008, S. 92ff).

5 Fazit

Die Anfertigung einer Handlungsempfehlung unter Berücksichtigung der möglichen Zusatzkosten durch Folgeerkrankungen der Adipositas war Ziel dieser Arbeit. Im Anschluss an eine Begriffserklärung der Adipositas verdeutlichte ein Überblick über die aktuelle epidemiologische Lage und Prävalenz in Deutschland, dass sich die Adipositas geradezu epidemisch ausbreitet und ca. 20 % der deutschen Bevölkerung als adipös gelten und über die Hälfte an Übergewicht leidet. Nach der Beschreibung der verschiedenen Determinanten der Adipositas, wurden die Therapie- und Präventionsmaßnahmen erläutert. Hierbei konnte u. a. festgestellt werden, dass die Therapiemaßnahmen bislang wenig evaluiert sind. Abschließend bleibt festzuhalten, dass durch die frühzeitige Einleitung von effektiven und effizienten Präventionsmaßnahmen, die Kosten der Adipositas und des adipositasbasierten DMT2 im Kindes- und Jugendalter vermutlich deutlich reduziert werden könnten.

Literaturverzeichnis

Arbeitsgemeinschaft Adipositas im Kindes- und Jugendalter (2009): Therapie der Adipositas im Kindes- und Jugendalter. Version 2009, S. 1-55.

Fröschl, B. Haas, S. Wirl, Ch. (2009): Prävention von Adipositas bei Kindern und Jugendlichen (Verhalten- und Verhältnisprävention). In: Health Technology Assessment, Bd. 85. 1. Auflage 2009, S. 1-85.

Ried, J. (2008): Adipositasprävention zwischen Veranlagung und Verantwortung. Eine sozialethische Problemskizze. In: Dtsch Med Wochenschr Nr. 133/2008, S. 92-95.

Robert-Koch-Institut (2005): Übergewicht und Adipositas. Gesundheitsberichterstattung des Bundes Heft 16, S. 1-27.

Robert-Koch-Institut (2007): Die Verbreitung von Übergewicht und Adipositas bei Kindern und Jugendlichen in Deutschland. Ergebnisse des bundesweiten Kinder- und Jugendgesundheitssurveys (KIGGS). In: Bundesgesundheitsblatt Nr. 50/2007, S. 736-743.

Weltgesundheitsorganisation (2007): Die Herausforderung Adipositas und Strategien zu ihrer Bekämpfung in der Europäischen Region der WHO, S. 1-69.

Wikipedia (2009): Die freie Enzyklopädie
URL: www.wikipedia.org/wiki/Laxantien
Eingesehen am 05.11.2009.

Wolfenstetter, S. B. (2006): Adipositas und die Komorbidität Diabetes mellitus Typ 2 bei Kindern und Jugendlichen in Deutschland: Entwicklung und Krankheitskostenanalyse. In: Das Gesundheitswesen Nr. 68/2006, S. 600-612.